TRATAMIENTO DEL OJO SECO

Miguel López De Cobos

Tratamiento del ojo seco
Miguel López De Cobos

Editado por:
CULTIVA LIBROS
Lantia Publishing S.L.
C/ Méndez Álvaro 18 2ª Pl.
Madrid 28045
España
912049636
www.cultivalibros.com
info@cultivalibros.com

Impreso en España
ISBN: 978-84-16162-35-2

Maquetación, diseño y producción: Cultiva Libros

Índice

TRATAMIENTO DEL OJO SECO

1. Concepto y definición de lágrima artificial. Indicaciones

Existe un gran consenso entre la comunidad Las lágrimas artificiales son productos farmacéuticos administrados por vía tópica sobre el epitelio corneo-conjuntival con la finalidad de aumentar la humedad de la superficie ocular, además de lubricar el movimiento del parpadeo y así disminuir la sintomatología del paciente afecto de ojo seco.

La biodisponibilidad de las lágrimas artificiales es muy alta, puesto que actúan en el mismo lugar donde se administran.

Como producto sanitario, las lágrimas artificiales deben de ser estériles, no tóxicas, con propiedades mucoadhesivas, humectantes, lubricantes, no demasiado viscosas para no interferir en la agudeza visual, pero al mismo tiempo tener un período de permanencia lo más largo posible. Su finalidad es conseguir una película lagrimal estable sin inhibir la producción normal de los tres componentes de la lágrima natural.

La indicación de las lágrimas artificiales es el tratamiento del síndrome del ojo seco, el cual es un término genérico que abarca un amplio rango de situaciones más o menos patológicas, y que engloba también estados transitorios como los desencadenados por la utilización de pantallas visuales y/o lentes de contacto.

Se considera patológico el ojo seco que provoca un daño en la superficie ocular interpalpebral y/o síntomas de irritación ocular.

Existe un gran consenso entre la comunidad científica en clasificar el ojo seco en dos grandes grupos:

- Ojo seco acuodeficiente: Cuando existe un déficit cuantitativo de la secreción lagrimal, por ejemplo en trastornos autoinmunes de las glándulas lagrimales como el síndrome de Sjögren.
- Ojo seco evaporativo: Cuando la secreción es cuantitativamente normal, pero la composición de la película lagrimal impide que sea estable y, por tanto, desprotege la superficie ocular. La situación más típica es la falta de capa lipídica que ocurre en la disfunción de las glándulas de Meibomio, en las blefaritis posteriores crónicas.

En ambas situaciones están indicadas las lágrimas artificiales, aunque éstas son sólo un eslabón más de un abordaje multifactorial en el que se puede intentar reducir su evaporación (mediante humidificadores, gafas protectoras), disminuir su aclaramiento a través de la vía lagrimal excretora (tapones u oclusiones de los puntos lagrimales), aumentar su secreción natural (agentes parasimpáticomiméticos), aumentar su calidad mediante antiinflamatorios (corticoesteroides) o inmunomoduladores (ciclosporina A) tópicos.

2. Lágrima artificial como tratamiento sustitutivo de la lágrima natural humana

Las lágrimas artificiales intentan suplir a la lágrima natural, aunque hasta el momento sin éxito, en primer lugar, debido a la enorme complejidad de composición de la lágrima humana con componentes activos que se degradan rápidamente (por ejemplo vitaminas y factores de crecimiento) y, en segundo lugar, porque la producción natural de lágrima es ininterrumpida, mientras que las lágrimas artificiales sólo se pueden administrar intermitentemente, aunque este factor se ha intentado superar con algunos complejos dispositivos de bombeo.

La lágrima humana es el producto exocrino secretado por las glándulas lagrimales principal y accesorias sobre la superficie ocular con la finalidad de lubricar el parpadeo, nutrir-hidratar-proteger-estimular (*trofismo*) el epitelio córneo-conjuntival y proporcionar una superficie óptica que transmita los rayos luminosos con las mínimas aberraciones posibles para conseguir una visión nítida.

La lágrima humana sana es una película compuesta por tres elementos:

1. Componente seroacuoso, el más abundante, producido por las glándulas lagrimales.
2. Componente mucinoso, producido por las células epiteliales y caliciformes conjuntivales.
3. Componente lipídico, producido mayoritariamente por las glándulas de Meibomio.

Estudios de imagen en humanos y roedores sugieren que los componentes acuosos y mucinoso se combinan formando un gel hidratado con un gradiente decreciente de concentración de mucina a medida que se aleja de la superficie ocular.

Se ha descrito gran cantidad de mucinas. Son glicoproteínas, algunas de las cuales forman parte de la membrana celular de las células epiteliales; otras son secretadas al mar lagrimal, dentro de las cuales unas son más solubles y otras más formadoras de geles. Hay autores que consideran la expresión de mucinas por parte de las células epiteliales como un marcador de diferenciación normal del epitelio de la superficie ocular y su ausencia como el inicio del desarrollo de metaplasia escamosa (conversión de un epitelio mucoso en otro queratinizado).

El componente acuoso de la lágrima contiene agua en un 98,3% y múltiples elementos como son electrolitos, oxígeno, glucosa, vitaminas, proteínas ntimicrobianas (lisozima, lactoferrina), inmunoglobulinas sobretodo del tipo A y actores de crecimiento, como el TGF (Transforming Growth Factor), el EGF (Epidermal Growth Factor), el HGF (Hepatocyte Growth Factor), etc. La función biológica exacta de estos factores proteicos no se ha definido con exactitud, pero es seguro que desempeñan un papel importante en el mantenimiento de la homeostasis de la superficie ocular y en los procesos de reparación tisular Con el advenimiento masivo de los tratamientos biológicos, precisaremos más la función de estas proteínas. Así, por ejemplo, hemos observado que el uso clínico de fármacos anti-EGFR (bloqueadores de los receptores del EGF) para el tratamiento oncológico de las neoplasias pulmonares y colo-rectales puede inducir severos daños en la superficie ocular.

La capa lipídica es la más externa, evita la evaporación de la lágrima y mejora su estabilidad. Consta de una fase polar hidrofílica en contacto con la capa acuomucinosa, y de una fase no polar hidrofóbica más superficial y en contacto con la atmósfera.

Las lágrimas artificiales no pueden combinar de forma estable estos elementos. Sin embargo, son preparados químicos que combinan agua en un 97-99% con substancias no presentes en la lágrima humana, pero que le confieren un comportamiento similar desde el punto de vista físico-químico, y que constituyen el verdadero principio activo de las mismas.

3. Propiedades Físico-Químicas de las lágrimasarticiales

La presión osmótica, tensión superficial, pH y lubricidad/viscosidad son las propiedades físico-químcas de la lágrima humana emuladas por las lágrimas artificiales.

El pH debe ser neutro o ligeramente alcalino para alterar lo menos posible el epitelio corneal. Ello se consigue con el uso de tampones como el bicarbonato (HCO_3^-), fosfatos (PO_4^{-2}), hidróxido sódico (NaOH), lactato sódico, ácido clorhídrico (HCl), ácido bórico, etc.

La osmolaridad de las lágrimas artificiales viene condicionada por la presencia de electrolitos. Los más comúnmente utilizados son cloruro sódico (NaCl), cloruro potásico (KCl), cloruro cálcico ($CaCl_2$) y cloruro magnésico ($MgCl_2$).

Aunque la mayoría de lágrimas artificiales son isoosmolares, existen en el mercado lágrimas artificiales hipoosmolares con la finalidad de diluir el mar lagrimal hiperosmolar del paciente con ojo seco (debido a una superior evaporación de agua) y retornarlo a la normoosmolaridad fisiológica.

La osmolaridad fisiológica de la lágrima humana es de alrededor 300 mOsm/l.

Clínicamente se sabe que una osmolaridad por debajo de 100-150 mOsm/l irrita el ojo y produce edema corneal.

Estudios por microscopía electrónica de barrido han demostrado que la baja osmolaridad y un balance electrolítico pobre inducen vacuolas intracitoplasmáticas y degeneración celular en queratocitos, mientras que la presencia de Ca^{+2} mantiene su apariencia normal durante más tiempo.

Otros autores han demostrado que las soluciones hipertónicas dañan el epitelio conjuntival. Además, el balance electrolítico pobre parece originar una menor viabilidad de las células conjuntivales cultivadas in vitro.

La tensión superficial de la lágrima hace que ésta se extienda sobre la superficie ocular sin romperse, determinando su humectabilidad. El agua tiene una tensión superficial mucho mayor, por lo que en contacto con el epitelio corneoconjuntival formaría gotas. Debido a la presencia de factores surfactantes en la lágrima, la tensión superficial disminuye lo suficiente para igualar la tensión superficial epitelial.

La capa lipídica también contribuye a dar estabilidad a la película lagrimal, pero por otro mecanismo: evitando la evaporación acuosa.

La viscosidad es la resistencia a la fricción entre las moléculas que constituyen un fluido. La lágrima humana es ligeramente más viscosa que el agua. Las lágrimas artificiales mejores son las isoviscosas o hiperviscosas ligeras, puesto que aportan una mejor lubricación. Si son excesivamente viscosas, las lágrimas artificiales ofrecen una excesiva resistencia a ser extendidas por el parpadeo y, por tanto, producen visión borrosa.

4. Conservantes y lágrimas artificiales

Actualmente podemos encontrar lágrimas artificiales con tres presentaciones:

- Frasco multidosis con conservantes.
- Frasco multidosis con sistema de filtro (sin conservantes).
- Envases uni o monodosis (sin conservantes).

Los envases monodosis presentan poca cantidad de lágrima (0,3-0,5 ml) sin conservantes y están pensados para una sola aplicación para, a continuación, desechar el envase. Algunos permiten tapar el envase y aprovechar su contenido para una segunda aplicación, aunque no se garantiza la esterilidad.

Han supuesto una auténtica revolución farmacéutica los últimos años y una verdadera mejora para los pacientes. Sin embargo, resultan más caros y el cumplimiento terapéutico es menor al ser más incómoda su utilización (el paciente tiene que llevar gran cantidad de viales para su uso crónico).

Un sistema alternativo a la monodosis son unos frascos multidosis que llevan un sistema filtrante formado bien por una membrana multicapa de nylon con un poro de 0,2 µm (ABAK®), bien por una bola metálica (Comod®) que impiden su contaminación bacteriana; se garantiza su esterilidad durante 2 meses.

El resto de colirios multidosis deben contener una substancia conservante que garantice su esterilidad durante su uso. Por tanto, los conservantes serán productos capaces de destruir o inhibir el crecimiento de microorganismos.

A continuación clasificamos los conservantes más usados en la farmacología de las lágrimas artificiales:

- Derivados mercuriales, como el timerosal, pueden encontrarse en colirios de formulación antigua, puesto que han caído en desuso, en primer lugar por motivos ecológicos de contaminación ambiental de la industria del mercurio (Hg), pero también por una marcada tendencia a producir reacciones alérgicas tras un uso crónico. Son reacciones de hipersensibilidad retardada tipo IV y se manifiestan como conjuntivitis papilar gigante o dermatoconjuntivitis. Sin embargo, su toxicidad epitelial es menor respecto a otros conservantes.
- Alcoholes: Son disolventes lipídicos y así actúan a nivel de la pared microbiana. El *clorbutanol* es uno de estos conservantes y está presente en la formulación de algunos ungüentos o pomadas.

- Compuestos de amonio cuaternario: Son compuestos bipolares muy hidrosolubles que poseen actividad tensioactiva, es decir, reducen la tensión superficial (surfactante). Su actividad detergente de disolución de las membranas celulares de los microorganismos determina su capacidad antimicrobiana, más o menos potente.
- **Cloruro de benzalconio (BAK):** Es el conservante de colirios más ampliamente utilizado en la actualidad, a concentraciones entre 0,004-0,02%. Es un bactericida y fungicida excelente, incluso frente a bacterias gramnegativas, especialmente cuando se asocia a ácido edetético (EDTA 0,1%). El período de conservación aconsejado en colirios que contienen BAK es de un mes.

Forman parte de esta misma familia de conservantes la cetrimida (bromuro de cetrimonio), con una validez de 4 a 6 semanas, o el cloruro de polidronio (Polyquad®) 0,001%, con un poder conservante de 6 meses.

- Amidinas, como la clorhexidina y otros derivados biguanídicos. Tienen actividad frente a las amebas. La polihexanida (PHMB) es usada como producto desinfectante de lentes de contacto blandas. Está presente en alguna lágrima artificial y se permite utilizar la solución en portador de lente de contacto hasta 3 meses, una vez abierto el frasco.
- Complejos de oxicloro: Son moléculas derivadas del clorito ($NaClO_2$) que penetran fácilmente en el interior de las

membranas, alterando las funciones intracelulares. Es conocido el Purite® como conservante de algún colirio multidosis de carmelosa no presente en el mercado español.

- Perborato sódico: Este compuesto químico, activo frente microorganismos, se degrada rápidamente al contacto con las enzimas de la lágrima (catalasa, lisozima, etc.), por lo que produciría menos toxicidad que otros conservantes a nivel epitelial.
- Su degradación consiste en la formación de iones boro y sodio (presentes en la lágrima natural) y peróxido de hidrógeno (H_2O_2, agua oxigenada) que, a su vez, se degradaría en H_2O y O_2 por acción de las catalasas.
- **Oxyd**®, cuya formulación está protegida por patente, tendría un mecanismo de acción similar, transformandose tras el contacto de las enzimas de la superficie ocular en cloruro sódico, agua y oxígeno. La acción conservadora, una vez abierto el frasco, es de 60 días.

Los efectos secundarios de los conservantes son básicamente dos: reacciones de tipo alérgico y toxicidad directa. Aunque su presentación clínica es parecida, las reacciones de tipo tóxico son, de hecho, mucho más frecuentes.

Es bien conocida la toxicidad de los conservantes a pesar de ser usados a concentraciones muy bajas. La toxicidad es dosis-dependiente; así, a altas concentraciones producen lisis celular al disolver las membranas celulares por su efecto detergente (necrosis celular). A concentraciones más bajas pueden romper las uniones intercelulares, detener el crecimiento celular y desencadenar apoptosis (muerte celular programada sin inflamación). El cloruro de benzalconio (BAK) es el conservante más utilizado en la formulación de colirios oftalmológicos y, sin duda, también el más estudiado. Su citotoxicidad ha sido demostrada in vitro e in vivo sobre el epitelio córneo-conjuntival. A concentración de 0,005% es directamente tóxico para las células superficiales, causando erosiones epiteliales. A concentración de 0,007% es capaz de lisar el 50% de las células conjuntivales cultivadas en tan solo 90-100 segundos. Al 0,01%, concentración usada en la mayoría de colirios, el BAK estimula la infiltración del limbo y la conjuntiva por células inflamatorias, además de provocar un retraso de reepitelización corneal.

Los efectos sobre la lágrima son aún más devastadores, puesto que a tan sólo una concentración de 0,004% el BAK, al tener propiedades físicoquímicas de detergente, disuelve la capa lipídica de la lágrima, dándole inestabilidad y, de hecho, disminuyendo el tiempo de ruptura de la película lagrimal. Este efecto sería exactamente el opuesto al que se pretende con los principios activos de las lágrimas artificiales.

Debbash ha demostrado que los colirios que contienen BAK producen un aumento significativo de la liberación de aniones superóxido (estrés oxidativo) en comparación con colirios sin conservantes, probablemente consecuencia de la misma apoptosis celular. Esta liberación de radicales libres sería parcialmente contrarrestada por el ácido hialurónico y el carbómero 934P, según este estudio.

Otros estudios han evidenciado que, incluso a concentraciones de 0,001%-0,0001%, el cloruro de benzalconio (BAK) destruye las zónulas ocludentes ("tight junctions") de las células epiteliales corneales.

El epitelio corneal constituye una barrera de difusión que impide el paso de substancias polares, como agua e iones, contribuyendo al estado de deshidratación del estroma corneal. La función de barrera del epitelio corneal es posible gracias a la presencia de las zónulas ocludentes que sellan el espacio intercelular. Por tanto, la toxicidad del cloruro de benzalconio afectará la permeabilidad del epitelio corneal a diferentes substancias como, por ejemplo, a la fluoresceína, que se ha utilizado para medir su difusión a través del epitelio. Así, valoraron la permeabilidad del epitelio corneal de 40 pacientes con ojo seco antes y después de un tratamiento con dos modalidades de lágrima artificial: un grupo recibió la misma lágrima sin conservante y otro la recibió con cloruro de benzalconio al 0,005%. Tras 6 semanas de tratamiento, a una frecuencia entre 6 y 9 veces al día, se midió la permeabilidad epitelial que, a nivel basal, ya era 2,7 veces superior al grupo control sano sin ojo seco. En el grupo con lágrimas sin conservantes, la permeabilidad mejoró significativamente (-37%; $p<0,001$), mientras que los que habían usado lágrimas con conservante habían aumentado su permeabilidad epitelial (+21%; P = 0,05%). La conclusión a la que llegan los autores es que el cloruro de benzalconio contrarresta el efecto beneficioso de la lágrima artificial sobre la superficie ocular cuando se usa frecuentemente.

López Bernal y Ubels contrastaron la permeabilidad corneal a la carboxifluoresceína tras tratamiento con varias soluciones con y sin conservantes.

La solución con cloruro de benzalconio al 0,01% incrementaba la absorción de fluoresceína entre 9,24 y 99,28 veces, las soluciones con timerosal al 0,004% y Poliquad® al 0,001% incrementaban de 0 a 4 veces dicha permeabilidad, mientras que las soluciones sin conservantes no la incrementaban en absoluto.

Otros estudios demuestran el perjuicio de las lágrimas artificiales con conservantes sobre la inflamación conjuntival, la disminución de la densidad de células caliciformes en conjuntiva y la falta de alivio de los síntomas.

5. Clasificación de las lágrimas artificiales

Se pueden clasificar según varios criterios: composición química, osmolaridad, presencia o no de conservantes, nombre comercial, etc. En este punto desarrollaremos las grandes familias de preparados comerciales según la composición química de su principio activo principal, siguiendo la línea de nuestras publicaciones anteriores sobre el mismo tema (*Torras J, 2004*). De todas formas, cada vez es más frecuente encontrar una asociación de principios activos con la finalidad de encontrar la lágrima ideal.

5.1 Soluciones salinas

Consisten en una dilución de sales minerales con agua bidestilada, normalmente isoosmolar, con la lágrima (300 mOsm/l). La más conocida es el suero fisiológico, dilución de cloruro sódico (NaCl) al 0,9%, que es la base de la mayoría de preparados comerciales.

Otros electrolitos juegan un papel importante en el metabolismo del epitelio corneal (K, $HClO_3$, Ca) y en el pH (fosfato [PO_4^-], lactato) y son la base de otras soluciones salinas como el BSS® (Balanced Salt Solution) o el Ringer Lactato comparando distintas lágrimas artificiales sin conservantes in vitro, llegaron a la conclusión de que la lágrima formulada con un balance electrolítico pobre (suero fisiológico) resulta ser más tóxica que las otras, independientemente del principio activo. Recientemente, una lágrima que salía mal parada de dicho estudio cambió su formulación electrolítica.

Las soluciones salinas, sin otros principios activos, pueden aliviar los síntomas del ojo seco pero de manera breve, puesto que su alta tensión superficial, su baja viscosidad y también baja lubricidad hacen que su tiempo de permanencia en contacto con la superficie ocular sea muy reducido.

5.2 Mono y disacáridos

Tienen propiedades osmóticas y también lubricantes y nutrientes. El más utilizado es el sorbitol, presente en algunas lágrimas de formulación reciente como coadyuvante de otro principio activo.

5.3 Polisacáridos

5.3.1 Dextrano

Es un polímero ramificado de glucosa ligeramente ácido. Ejerce una alta presión oncótica y puede ser alergénico.

5.3.2 Mucílagos (gomas)

Son polímeros espesantes de origen vegetal. Los más comunes son los derivados de la celulosa. Aumentan la viscosidad sin influir demasiado en la tensión superficial, ni en la presión osmótica. Pueden producir visión borrosa en función de su viscosidad, la cual aumenta rápidamente al incrementar levemente su concentración.

La metilcelulosa es el mucílago usado inicialmente y con el que se tiene más experiencia clínica. Se utiliza también como substancia viscoelástica en cirugía intraocular y como substancia de amplificación óptica asociada a lentes de contacto diagnósticas.

Como sustituto lagrimal los derivados de celulosa más usados podemos citar la hipromelosa (hidroxipropilmetilcelulosa) a concentraciones de 0,3% (3 mg/ml en la mayoría), y la carmelosa (carboximetilcelulosa) a 5 mg/ml o a 10 mg/ml.

Determinados estudios in vitro atribuyen una mucoadhesividad muy superior a la carmelosa respecto a otros polímeros celulósicos y sintéticos.

Otro estudio atribuye propiedades antioxidantes a la hipromelosa.

El hidroxipropil-guar es otro mucílago introducido recientemente en el mercado de lágrimas artificiales. Es un derivado de la goma guar, polímero de manosa y galactosa, procedente de una semilla de legumbre. Se han depositado muchas esperanzas en este producto debido a un comportamiento peculiar: a pH = 7.0 es totalmente líquido, mientras que a pH algo más alcalino y en presencia de ion borato, se produce una reacción química de gelificación. Dado que esta reacción es directamente proporcional a la concentración de borato y al pH, la viscosidad resultante también puede ser variable. El gel resultante tendría propiedades mucomiméticas, aumentando el tiempo de contacto con el epitelio córneoconjuntival, y posibilitando una mayor humectación y reparación del mismo en caso de epiteliopatía

5.3.3 Mucopolisacáridos

Se trata de sustancias viscoelásticas con un comportamiento reológico no newtoniano, ya que su viscosidad es variable según esté situada entre dos superficies (viscosidad alta), o según el movimiento a que se someta, por ejemplo por el parpadeo (viscosidad baja). Por esta razón produce menor visión borrosa que los polímeros de celulosa. Su tensión superficial también es mucho menor, asemejándose más a la de la lágrima humana.

El mucopolisacárido más utilizado como sustituto lagrimal es el ácido hialurónico, comercializado al 0,1%, 0,15%, 0,18% o al 0.4%. En general, a mayor concentración, menor tensión superficial y, por tanto, mayor contacto con la superficie ocular.

La vida media en contacto con la superficie ocular de diferentes sustitutos lagrimales ha sido evaluada mediante gamma-scintigrafía, mostrando los siguientes resultados: ácido hialurónico 0,2%: 321 segundos; hipromelosa 0,3%: 44 segundos; alcohol polivinílico 1,4%: 39 segundos, lo que significa una relevante mayor adhesividad de los mucopolisacáridos respecto a los otros principios activos.

El tiempo de permanencia es uno de los motivos por los que el ácido hialurónico ha demostrado propiedades de cicatrización corneal y antioxidantes, aunque no es el único, ya que su mejor repartición por toda la superficie corneal, especialmente en el tercio inferior, mejora en mucho la protección corneal.

Algunas de estas lágrimas se formulan de forma hipoosmolar para compensar la hiperosmolaridad lagrimal de los pacientes con ojo seco, aunque su beneficio es controvertido.

5.4 Polímeros sintéticos

5.4.1 Derivados del vinilo

El vinilo es una cadena alifática con dos carbonos, que puede polimerizarse.

Cuando uno de sus átomos de hidrógeno se sustituye por un grupo hidroxílico o alcohol (-OH), un grupo pirrolidónico (-NOC_4H_6), un grupo carboxílico (-COOH) o de cloruro (Cl^-), resultan respectivamente el polivinil alcohol (PVA), la polivinil pirrolidona (PVP o povidona), el ácido poliacrílico (carbómero) y el cloruro de polivinilo.

El alcohol polivinílico (PVA), usado comunmente al 1,4%, se utilizó inicialmente como vehículo de otros colirios. Posee una baja viscosidad, aunque presenta una buena adsorción al epitelio dada su baja tensión superficial, dándole un buen tiempo de permanencia y confiriéndole, en general, propiedades estabilizadoras de la película lagrimal.

La povidona (PVP) actúa como un surfactante no iónico, reduciendo la tensión superficial de la solución salina en la que está disuelta, facilitando su extensión sobre el epitelio de la superficie ocular y, así, la humectación del mismo. Es un agente que induce poca viscosidad; lo podemos encontrar a diferentes concentraciones (0,6%, 2%, 5%) en el mercado.

El ácido acrílico (carbómero) es una cadena de gran peso molecular, lo que le confiere mayor viscosidad respecto a los otros derivados del vinilo, manteniendo la baja tensión superficial y la alta hidrofilia de los mismos. Los más usados en clínica son el carbomero 934P, carbomero 940 y carbomero 974P, a una concentración de 0,3%, 0,2% y 0,25%, respectivamente.

Se caracterizan por tener un alto tiempo de permanencia, por lo que pueden aplicarse nocturnamente. Producen visión borrosa transitoria.

Estudios experimentales han demostrado in vitro un efecto citoprotector y antioxidante del carbomer 934P, reduciendo los efectos tóxicos del cloruro de benzalconio cuando se usa con dicho conservante. También parecen favorecer la epitelización mediante una activación de los receptores del EGF.

5.4.2 Derivados del etilenglicol

Son polímeros cuya viscosidad aumenta con el peso molecular, tienen buenas propiedades surfactantes, por lo que disminuyen la tensión superficial, y poseen una buena adhesión a las mucosas.

El polietilen glicol 400 (0,4%) y el polipropilen glicol (0,3%) forman parte de algunos colirios de reciente comercialización.

Se usan no sólo como componente de lágrimas artificiales, sino también como geles limpiadores palpebrales y de lentes de contacto.

5.5 Lípidos

Son sustancias orgánicas formadas por ésteres de ácidos grasos, insolubles en agua. Tópicamente, los más usados en el tratamiento del ojo seco son de la familia de las ceras como el petrolatum (parafina, vaselina) y la lanolina.

Tienen un efecto lubricante sin disolución con la lágrima natural, por lo que producen visión borrosa. Su uso está limitado a los ojos secos severos, pacientes con metaplasia escamosa y, normalmente, se restringe su uso a aplicaciones nocturnas por su menor interferencia con la visión.

Algunas lágrimas, en un intento de parecerse a la lágrima natural, incorporan triglicéridos de cadena media como excipiente de un polímero sintético (carbómero), con la finalidad de aportar el componente lipídico a la lágrima artificial.

6. EL ojo seco: Una enfermedad inflamatoria crónica

El síndrome de ojo seco (SOS) o síndrome de disfunción lagrimal (SDL) constituye en la actualidad la enfermedad más frecuente de la oftalmología en nuestro medio.

Su prevalencia es mayor en mujeres y su incidencia aumenta con la edad. Se estima que un 10% de personas entre 30-60 años y un 15% de los mayores de 65 años tienen SOS. Se ha podido determinar cómo el SOS tiene un importante impacto negativo en múltiples actividades laborales y de ocio y es causa de una reducción importante en la productividad laboral y de una mala relación médicopaciente, además de ser muy elevados los costes directos e indirectos derivados de su tratamiento.

Según la nueva definición elaborada por el grupo de trabajo para el estudio de ojo seco (DEWS), el SOS es una enfermedad de la película lagrimal y de la superficie ocular, de origen multifactorial, que cursa con molestias oculares, fluctuaciones visuales, inestabilidad de la película lagrimal y daño potencial sobre la superficie ocular. Este proceso patológico se acompaña de aumento de la osmolaridad del film lagrimal y de inflamación de la superficie ocular.

Asimismo, se ha elaborado una clasificación en niveles de gravedad del SOS en la que se incluyen una serie de parámetros clínicos y exploratorios

Escala de Gravedad del síndrome de Ojo Seco *(DEWS report. The Ocular Surface.*

Intensidad y frecuencia de las molestias oculares

Leves y/oepisódicas.

- Sólo si ambiente adverso.
- Moderadas.
- Episódico o crónico
- Ambiente adverso o no.
- Severo.
- Frecuente o constante sin necesidad de ambiente adverso
- Severo, constante e incapacitante

Síntomas Visuales

- Ninguno o leve fatiga visual episódica
- Limitación actividad de forma episódica
- Limitación actividad de forma constante
- Incapacidad constante

Inyección Conjuntival

- Ninguna o leve
- Ninguna o leve +/- +/++

Tinción Conjuntival

- Ninguna o leve
- Leve
- Moderada / severa
- Severa

Tinción Corneal (*intensidad/localización*)

- Ninguna o leve
- Leve QPS c/s inferior
- Intensa QPS central
- Erosiones punteadas intensas y confluentes

Signos corneales y del film lagrimal

- Ninguno o leve
- Escasos detritus
- Menisco
- Queratitis filamentosa
- Acúmulos de moco
- Abundantes detritus
- Queratitis filamentosa
- Acúmulos de moco
- Abundantes detritus
- Ulceración

Párpados / Glándulas de Meibomio

DGM suele existir DGM suele existir DGM frecuente Triquiasis, queratinización, simblefaron

T-BUT (segundos)

< 12 > 2 / < 7 < 3 Inmediato

Schirmer I (mm/5')

> 10 > 5 / < 10 < 5 < 2

Existe un consenso general en que el SOS se debe a una alteración de la unidad lagrimal funcional (ULF), un complejo sistema integrado por las glándulas lagrimales, la superficie ocular (epitelios corneal y conjuntival y glándulas de Meibomio) y las vías nerviosas motoras y sensitivas que las interconectan. De esta forma, la ULF interviene en la regulación de aspectos tan importantes como la composición de la película lagrimal y el componente hidrodinámico derivado de un correcto parpadeo. Cualquier alteración en este complejo mecanismo produce una película lagrimal inestable y que no se renueva adecuadamente, lo cual provoca un proceso de inflamación ocular y alteración del epitelio corneo-conjuntival conocido como queratoconjuntivitis seca (QCS).

La disfunción lagrimal puede ocurrir por la edad, por la pérdida de factores tróficos como los andrógenos, enfermedades inflamatorias sistémicas (por ejemplo, artritis reumatoide), enfermedades de la superficie ocular o procedimientos quirúrgicos que alteran las terminaciones nerviosas aferentes (por ejemplo, herpes ocular o cirugía LASIK), así como enfermedades sistémicas o medicaciones que alteran las terminaciones nerviosas secretoras colinérgicas eferentes que regulan la secreción lagrimal y el parpadeo. Esta reducción de la producción y del aclaramiento lagrimal es responsable de fenómenos de hiperosmolaridad e inflamación de la superficie ocular, con aumento de mediadores inflamatorios, sobreexpresión de marcadores de inflamación (HLA-DR e ICAM-1) e infiltración por células inflamatorias de los epitelios corneal y conjuntival. En la siguiente tabla se recogen los eventos patogénicos que intervienen en el ciclo del ojo seco. Todos estos aspectos justifican el empleo de medicación antiinflamatoria en el tratamiento de los pacientes con SOS.

Por otra parte, además del ojo seco de naturaleza esencialmente inflamatoria, existen numerosos factores etiológicos que pueden iniciar procesos inflamatorios sobre la córnea, la superficie ocular y el segmento anterior del ojo, como infecciones, reacciones inmunes, agentes químicos, traumatismos, cuerpos extraños, neoplasias, etc. Independientemente de la causa, la respuesta de la córnea frente al estímulo inflamatorio es esencialmente la misma, e incluye infiltración por células inflamatorias, edema y neovascularización. Los procesos de reparación corneal resultan finalmente en la formación de un tejido cicatricial que altera la estructura y función de la córnea, y puede causar un determinado grado de pérdida visual.

El grado de alteración estructural dependerá de la severidad y duración de la reacción inflamatoria. La preservación de una adecuada anatomía corneal y del resto de estructuras del segmento anterior puede alcanzarse modulando esta exagerada respuesta inflamatoria. A continuación se revisarán las diferentes alternativas terapéuticas en cuanto a tratamientos antiinflamatorios disponibles para el ojo seco y las enfermedades de la superficie ocular.

- Película lagrimal inestable debido a la disminución en la producción lagrimal, al aumento en la evaporación o a la existencia de una superficie no humidificado.

7. Fármacos antiinflamatorios usados en el tratamiento del ojo seco y las enfermedades de la superficie ocular

7.1 Corticoides

Los corticosteroides son los agentes más rápidos y efectivos para el tratamiento de la mayoría de los procesos inflamatorios localizados a nivel del segmento anterior del ojo.

7.1.1 Mecanismo de acción

La acción de los glucocorticoides se basa en la interferencia de la actividad enzimática de la fosfolipasa A2, por lo que no se forma ácido araquidónico, bloqueándose las vías de la ciclooxigenasa y de la lipooxigenasa por falta de sustrato, eliminándose así la acción lesiva de los sustancias derivadas de ambasvías (prostaglandinas, tromboxanos y leucotrienos). Además, disminuyen la infiltración celular y fibrinoide en el foco inflamatorio, inhiben la quimiotaxis y la fagocitosis de los polimorfonucleares (PMNs), restauran la permeabilidad vascular, estabilizan la membrana lisosomal de los PMNs, evitando así la liberación de enzimas hidrolíticas que pueden causar el ulterior daño estructural de la córnea.

Asimismo, es importante destacar la acción de estabilización del endotelio vascular, reduciendo el edema y estabilizando las barreras hemato-oculares mediante la inhibición del factor de crecimiento endotelial vascular (VEGF), lo cual explicaría, al menos en parte, las propiedades antiangiogénicas de los corticoides.

7.1.2 Indicaciones

En relación con su actividad antiinflamatoria e inmunosupresora, este grupo de fármacos está indicado en cualquier enfermedad de la superficie ocular en la que exista inflamación asociada, así como en la prevención y tratamiento del rechazo del injerto corneal y/o limbar.

En el tratamiento de la QCS, diversos estudios son concluyentes al afirmar que los corticoides mejoran los síntomas y signos (reducción de la tinción corneal con fluoresceína y rosa de bengala y de la presencia de filamentos corneales), incluso en los casos refractarios al tratamiento humectante máximo. Sin embargo, se ha de considerar la baja dilución que sufre al instilarse en un ojo con escasez de lágrima, así como su mayor permanencia sobre la superficie ocular y su mayor penetración intraocular en relación con el grado de daño epitelial.

Para evitar problemas derivados de su uso, se recomiendan pautas cortas a modo de pulsos de 1-4 semanas de duración en los momentos de exacerbación de la enfermedad, seguidas por una retirada de los mismos o bien sustitución por un corticoide de menor potencia tipo fluorometolona o rimexolona. Es importante reseñar que no deben existir defectos epiteliales cuando se emplean estos preparados, pues su uso retrasa la epitelización e incluso puede precipitar o agravar fenómenos de lisis corneal en relación con la activación de las colagenasas corneales.

- Infiltrados inmunes
- Queratitis intersticial
- Queratitis ulcerativa periférica (Wegener, artritis reumatoide, Panarteritisnodosa, úlcera de Mooren).
- Acné rosácea
- Causticaciones corneales
- Rechazo del injerto corneal y limbar
- Uveítis anterior

7.1.3 Posología y elección del preparado

Para la correcta elección del corticoide tópico, debemos individualizar el tratamiento según la dosificación, los efectos secundarios y la potencia antiinflamatoria, factor éste determinado por la concentración, la frecuencia de administración, la bioactividad y su biodisponibilidad. La máxima biodisponibilidad de los fármacos de este grupo, determinada atendiendo a las concentraciones alcanzadas en humor acuoso, corresponde a las formulaciones en forma de acetato, seguida de los formulados en vehículo alcohol y, en tercer lugar, los derivados fosfato. Los preparados en forma de acetato y alcohol son liposolubles y, por tanto, pueden atravesar las capas epiteliales y endoteliales, mientras que los derivados fosfato son hidrosolubles y no pasan el epitelio intacto, mientras que sí penetran fácilmente el estroma corneal. Según la biodisponibilidad y la bioactividad del fármaco (capacidad de suprimir la inflamación en el tejido diana, en este caso cuantificando la población de PMNs que persisten en la córnea inflamada tras el tratamiento), los corticosteroides tópicos se clasifican en tres grupos: débiles (medroxiprogesterona), intermedios (cortisona, hidrocortisona, fluorometalona y rimexolona) y potentes (prednisona, prednisolona, dexametasona, betametasona). La medroxiprogesterona, un progestágeno que en uso tópico presenta escasa actividad antiinflamatoria, asocia una actividad anticolagenasa muy útil en cuadros inflamatorios en los que existe un proceso de destrucción tisular asociado.

Ajustando la dosificación del tratamiento, puede modularse la eficacia del mismo. Ya se ha comentado la posología recomendada en el tratamiento del SOS moderadosevero.

En cuanto a otras enfermedades de superficie ocular, estudios experimentales han demostrado que la máxima eficacia se consigue instilando el fármaco cada 15 minutos, si bien el principal problema de estos regímenes es el riesgo de efectos adversos y el probable cumplimiento inadecuado de los citados regímenes. Estas pautas tan agresivas se reservan a cuadros graves como el rechazo agudo del trasplante o la uveítis anterior severa. En el resto de indicaciones, la posología suele ser una gota cada 3-6 horas hasta el control de la inflamación, realizándose posteriormente una pauta de descenso (más lenta cuanto más prolongado haya sido el tratamiento) para evitar inflamación de rebote. No debe emplearse de forma crónica tratamiento esteroideo tópico, por los importantes efectos secundarios que puede ocasionar.

El tratamiento con pomadas suele pautarse dos o tres veces al día, siendo útiles en muchas ocasiones para su uso previo a las horas de sueño, evitando que el paciente deba levantarse por la noche para continuar la pauta.

7.1.4 Corticoides sin conservantes

Los conservantes son sustancias antisépticas asociadas al principio activo, cuya utilidad principal es proporcionar estabilidad y retrasar la contaminación después de la apertura del envase. Está bien documentada la toxicidad sobre la superficie ocular ejercida por los conservantes utilizados en los preparados comerciales, especialmente el cloruro de benzalconio y el tiomersal. Este aspecto justifica el hecho de evitar el uso de medicación con conservantes en el tratamiento de la queratoconjuntiviitis seca (QCS) moderada o severa. Por otra parte, el empleo de fármacos con conservantes como antibióticos o antiglaucomatosos en con QCS de base puede producir problemas de tolerancia a los mismos, por lo que sería recomendable evitar su administración.

Los corticoides sin conservantes pueden prepararse de forma magistral a partir de metilprednisolona para uso intravenoso, diluyendo el polvo para inyección en suero salino balanceado (BSS) a concentraciones desde el 0,1 al 1%, a pH de 7,4.

Posteriormente, se introducirá en viales de 5 ml para su instilación. El hecho de emplear la metilprednisolona deriva de que puede ser preparada fácilmente en solución acuosa sin conservantes, y de que ha probado su eficacia en pulsos intravenosos en el tratamiento de enfermedades sistémicas y oculares. Todo este procedimiento se ha visto simplificado recientemente por la comercialización de un colirio de dexametasona al 0,1% en monodosis, libre de conservantes.

No obstante, se trata de un fármaco de elevada potencia y con un riesgo importante de desarrollar complicaciones derivadas de su uso prolongado, por lo que sería interesante disponer de un corticoide sin conservantes de potencia intermedia para el tratamiento de la patología de superficie ocular.

Los corticoides tópicos sin conservantes están indicados en las siguientes enfermedades de la superficie ocular:

- Ojo seco moderado-severo.
- Aclaramiento lagrimal retardado.
- Previo a la oclusión de los puntos lagrimales en pacientes con SOS.
- Antes de iniciar el tratamiento con pilocarpina vía oral en pacientes con ojo seco asociado al síndrome de Sjögren.
- Cualquier enfermedad inflamatoria de la superficie ocular en la que estén contraindicados los conservantes.

7.1.5 Efectos secundarios de los corticoides tópicos

La administración tópica de corticosteroides de forma crónica y mantenida se asocia a importantes efectos adversos oculares.

- Catarata: La catarata asociada a los corticoides tópicos suele ser subcapsular posterior y dependiente de la dosis y duración del tratamiento (normalmente se requieren 3-6 meses para su desarrollo). Este evento es más frecuente en pacientes con catarata previa al inicio del tratamiento, en niños y en pacientes diabéticos. Una vez establecida la opacidad cristaliniana, ésta no es reversible tras la retirada del tratamiento.
- **Hipertensión ocular y glaucoma:** La administración tópica de corticosteroides también puede provocar el

desarrollo de un glaucoma secundario de ángulo abierto, como resultado de una disminución de la facilidad de salida del humor acuoso.

Los esteroides tópicos típicamente producen un aumento en la presión ocular (PIO) tras 3-4 semanas de uso, por lo que el control de la misma es obligado en tratamientos prolongados. Incluso se han detectado hipertensiones oculares en el rango de 40-60 mm Hg que presentan un evidente riesgo de lesión del nervio óptico. Se ha comprobado que un 30% de los voluntarios sanos tratados durante 6 semanas con betametasona tópica tenían una PIO superior a 20, y un 4% superior a 31 mm Hg. La retirada del tratamiento generalmente conlleva una normalización de la PIO en 2-4 semanas. Este efecto hipertensivo ocular es más pronunciado en pacientes con glaucoma crónico simple, en pacientes diabéticos y en altos miopes.

Si es preciso continuar el tratamiento esteroideo, deberá asociarse medicación hipotensora, pero en ocasiones la PIO continúa elevada a pesar del tratamiento médico hipotensor y la retirada del esteroide tópico, por lo que puede ser necesaria la cirugía filtrante.

- Mayor susceptibilidad a infecciones: Existen evidencias experimentales suficientes que demuestran que los esteroides potencian la replicación de ciertos virus, incluyendo el virus herpes simple, así como la mayoría de hongos y algunas bacterias (especialmente pseudomonas). Por ello, se acepta universalmente que los esteroides no deben administrarse aisladamente en ningún caso de queratitis causadas por un germen que se esté replicando activamente, a menos que se asocie el tratamiento antibiótico o antiviral oportuno.

- **Interferencia con la cicatrización corneal:** Los esteroides inhiben la cicatrización epitelial y estromal de la córnea, con la excepción de la medroxiprogesterona. El tratamiento esteroideo presenta un efecto catabólico sobre el tejido conectivo, inhibiendo la proliferación de fibroblastos y la síntesis de colágeno e incrementando la actividad de las colagenasas. Por todo ello, los corticosteroides retrasan tanto la fase inicial de cicatrización como las fases tardíasy de remodelación tisular. Este efecto parece ser dosis-dependiente y apareceminimamente con dosis bajas del fármaco o periodos de tratamiento limitados. Esto debe tenerse en cuenta ante la presencia de ulceraciones esclerocorneales, adelgazamientos, traumatismos oculares y durante el postoperatorio
- **Calcificación estromal:** Se ha descrito la aparición de queratopatía cálcica (en banda o no) tras el uso prolongado de corticoides en vehículo fosfato, puesto que favorece el acúmulo de fosfato cálcico. Así, aquellos pacientes con riesgo de calcificación deben recibir tratamiento con corticoides en otros vehículos, tales como acetato o alcohol.

- **Miopatía esteroidea:** En algunas ocasiones puede aparecer ptosis palpebral, leve midriasis media de apenas 1 mm y alteraciones acomodativas.

7.2. Ciclosporina tópica

La ciclosporina A (CsA) representa una generación de fármacos inmunosupresores que inhiben selectivamente las células inmunocompetentes sin causar un efecto citotóxico directo. La CsA es un endecapéptido cíclico derivado del hongo Tolypocladium inflatumgans, que actúa a través de su unión a la ciclofilina, un péptido intracelular que interviene en la activación de las células T. Aunque en Oftalmología también empleamos la CsA oral para el tratamiento de algunas enfermedades inmunes como las uveítis posteriores, en este capítulo nos dedicaremos sólo a su uso tópico.

La absorción de la CsA está limitada por su estructura hidrofóbica, que no puede penetrar el estroma corneal hidrofílico. Para aumentar su absorción ocular, se han empleado distintos vehículos incluyendo aceite de oliva, encapsulación en liposomas, etc. Alternativamente, también puede prepararse de forma magistral a partir de la formulación para uso intravenoso a concentraciones variables entre el0,05% y el 2%. En Estados Unidos se encuentra comercializada la CsA tópica al 0,05%, cuya indicación en ficha técnica es el tratamiento del ojo seco, mientras que en España debe recurrirse a la formulación magistral. Tópicamente, la CsA es bastante bien tolerada, aunque algunos pacientes experimentan cierto grado de disconfort tras la instilación y pueden desarrollar una queratitis punctata superficial debido al excipiente. Sin embargo, no se han registrado efectos secundarios significativos.

7.2.1 Usos clínicos de la ciclosporina tópica

La indicación más generalizada de la ciclosporina tópica es el SOS moderadosevero, a partir del estadio II según la clasificación del DEWS (Tabla 1). En el tratamiento del SOS, diferentes estudios han demostrado un efecto beneficioso de la CsA tópica (mejoría significativa de los síntomas, menor tinción córneo-conjuntival, reducción de la infiltración de linfocitos y de presencia de IL-6 en tejido conjuntival, reducción de los marcadores de apoptosis, incremento de la concentración de células caliciformes y menor descamación epitelial). Otros efectos demostrados han sido la menor necesidad de instilaciones diarias (dos veces al día), menor necesidad de lágrimas artificiales, mejoría de la calidad visual y una menor necesidad de consultas oftalmológicas. Además del SOS moderado-severo, la CsA se ha mostrado eficaz y segura en las siguientes patologías de la superficie ocular.

- Prevención y tratamiento del rechazo en el trasplante limbar alogénico y en la queratoplastia penetrante de alto riesgo.

- Tratamiento del ojo seco moderado-grave (a partir de estadio II).
- Tratamiento de la queratoconjuntivitis vernal y atópica.
- Queratitis superficial de Thygeson.
- Cuadros inflamatorios de superficie ocular (queratitis ulcerativa periférica, úlcera de Mooren, conjuntivitis leños, etc.).
- Blefaritis posterior.
- Acné rosácea.
- Ojo seco post-LASIK.
- Intolerancia a lentes de contacto.
- Enfermedad injerto contra huésped.
- Queratitis herpética estromal.

7.2.2 Perfil de eficacia y seguridad de la ciclosporina tópica

La CsA tópica al 0,05% ha demostrado una buena tolerancia en ensayosrandomizados comparados con placebo (vehículo). Sólo un 2,5% de los pacientes suspendieron el tratamiento por mala tolerancia frente a 1,7% del grupo placebo.

Por otra parte, se han analizado muestras de sangre de pacientes en tratamiento con CsA 0,05% mediante espectroscopía de masas sin detectarse niveles del fármaco, por lo que no es necesario monitorizar los niveles plasmáticos del fármaco ni la función renal.

Además de la CsA tópica, también se ha empleado tacrolimus 0,02% tópico en el tratamiento de la QCS moderada-severa y en otras enfermedades inflamatorias de la superficie ocular como la dermatitis atópica del párpado, la prevención del rechazo del aloinjerto queratolimbar, así como en la enfermedad crónica de injerto contra huésped, si bien existe menos experiencia con este fármaco.

7.3 Tetraciclinas

Las tetraciclinas son compuestos que se han empleado tradicionalmente como antibióticos; sin embargo, en la actualidad se ha observado que poseen importantes propiedades antiinflamatorias que les confieren un valor añadido en el tratamiento de las enfermedades de la superficie ocular.

7.3.1 Mecanismo de acción de las tetraciclinas

El mecanismo de acción es múltiple:

a. Acción anti-estafilocócica y de inhibición de las lipasas bacterianas que hidrolizan los lípidos meibomianos y desestabilizan la película lagrimal, ejerciendo efectos tóxicos y provocando cuadros de queratitis punteada superficial y conjuntivitis crónica;

b. Acción antiinflamatoria ejercida mediante la disminución de la síntesis y actividad de algunas citoquinas proinflamatorias como la IL-1;

c. Reducción de la producción de óxido nítrico;

d. Acción anticolagenolítica relacionada con la inhibición de las metaloproteinas de la matriz extracelular (MMP), implicadas en la patogenia de algunas enfermedades como las erosiones corneales recidivantes y, en general, en los fenómenos de melting corneal.

7.3.2 Usos clínicos de las tetraciclinas en patología de la superficie ocular

Numerosos estudios han demostrado la utilidad clínica de las tetraciclinas administradas por vía sistémica en patología inflamatoria de la superficie ocular, disminuyendo los síntomas irritativos, mejorando la estabilidad de la película lagrimal y los signos inflamatorios a nivel de la superficie ocular en pacientes con rosácea ocular y blefaritis posterior con disfunción de las glándulas de Meibomio. La doxicilina se ha mostrado también efectiva en el tratamiento de las erosiones corneales recurrentes y en la queratoconjuntivits flictenular. Otro uso clínico muy importante es el tratamiento coadyuvante, junto con otras medidas terapéuticas, de los defectos epiteliales persistentes (DEP). Se han publicado resultados favorables en el tratamiento de esta patología mediante el empleo de tetraciclinas orales asociadas a suero autólogo, medroxiprogesterona tópica, lágrimas artificiales y otras medidas como lentes de contacto terapéuticas o tarsorrafia.

- Ojo seco severo a partir de estadio III (asociado a blefaritis posterior y DGM).
- Erosiones corneales recidivantes.
- Defectos epiteliales persistentes.
- *Melting* corneal.
- Blefaritis y disfunción de las glándulas de Meibomio.
- Acné rosácea.

Las pautas de tratamiento recomendadas son:

1. Por vía sistémica suele emplearse la doxiciclina por su mejor posología a dosis de 100 mg/12 h durante 2-3 meses, seguida por una dosis de mantenimiento de 50-100 mg/día varios meses más, en función de la patología de base. Deben emplearse con el estómago vacío, para asegurar una mejor absorción gastrointestinal.

2. Por vía tópica, pueden aplicarse pomadas de eritromicina, bacitracina o aureomicina, de forma concomitante o en lugar de la terapia sistémica si ésta está contraindicada.

En cuanto a los efectos adversos de este grupo farmacológico, se han descrito retrasos temporales de crecimiento, mala tolerancia gastrointestinal en algunos casos y tinción permanente de los dientes en niños menores de 8 años, por lo que no deben administrarse a estas edades, ni tampoco en mujeres embarazadas.

Asimismo, pueden causar fotosensibilización, por lo que los pacientes no deben exponerse al sol mientras toman el medicamento.

7.4 Tratamiento nutricional antiinflamatorio: ácidos grasos omega 3 y 6

El empleo de ácidos grasos linoleico y gamma-linoleico, así como los ácidos grasos esenciales omega 3 y omega 6, tanto en suplementos dietéticos como en preparados comerciales, parece que mejoran la calidad del componente lipídico de la película lagrimal, especialmente en pacientes con disfunción de las glándulas de Meibomio, a la vez que ejercen propiedades antiinflamatorias sobre la superficie ocular, actuando directamente sobre los linfocitos T y disminuyendo la expresión de marcadores de inflamación en el epitelio corneal y conjuntival. Su uso clínico se ha asociado a una mejoría en los signos y síntomas de los pacientes con ojo seco. Por otro lado, usado de forma concomitante con otros fármacos antiinflamatorios, ha permitido reducir la dosis de éstos, minimizando el riesgo de aparición de efectos adversos de la terapìa antiinflamatoria.

- Ojo seco severo a partir de estadio III (asociado a blefaritis posterior y DGM).
- Erosiones corneales recidivantes.
- Defectos epiteliales persistentes.
- *Melting* corneal.
- Blefaritis y disfunción de las glándulas de Meibomio.
- Acné rosácea.

7.5 Tratamiento hormonal antiinflamatorio: andrógenos

Existen evidencias clínicas de que el déficit androgénico influye en la DGM y en el SOS evaporativo. Se han detectado niveles bajos de testosterona en mujeres con ojo seco, así como niveles séricos reducidos de andrógenos totales durante la menopausia, periodo en el que el SOS es mucho más prevalente. Además, se ha publicado que la administración exógena de andrógenos mejora los síntomas de ojo seco, normalizándose los valores del BUT y del espesor de la capa lipídica del film lagrimal.

Algunas funciones de los andrógenos sobre la superficie ocular son:

a. Acción reguladora de la actividad de las glándulas de Meibomio, aumentando la cantidad y la calidad de los lípidos meibomianos.

b. Reducen la inflamación y estimulan la función de la glándula lagrimal, ejerciendo una función trófica sobre ella.

c. Aumentan los niveles de IgA en la lágrima.

Se han empleado diferentes pautas de tratamiento con andrógenos, tanto por vía tópica como sistémica, en pacientes con sequedad ocular. No obstante, estos tratamientos continúan en la actualidad en fase experimental.

8. Recomendaciones para el uso de terapias antiinflamatorias en el ojo seco

Los tratamientos antiinflamatorios deben considerarse en casos de ojo seco moderado-severo (a partir de grado II según la clasificación del DEWS) en pacientes con sintomatología persistente a pesar de un tratamiento adecuado con lágrimas artificiales.

su uso de forma prolongada se asocia a un riesgo alto de desarrollar importantes efectos adversos oculares, por lo que deben emplearse en pulsos cortos de 1-4 semanas de duración, para posteriormente retirarlos o sustituirlos por fármacos de menor potencia y penetración ocular que se emplearán a bajas dosis (1-2 veces al día). Los pacientes en tratamiento con corticoides deben ser evaluados periódicamente para descartar la aparición de complicaciones relacionadas con su uso, especialmente hipertensión ocular y catarata. Los antiinflamatorios no esteroideos (AINEs) no tienen indicación actual en el tratamiento de la QCS. La ciclosporina 0,05% presenta un excelente perfil de eficacia y seguridad para el tratamiento a largo plazo de la QCS moderada-severa. Se recomienda comenzar de forma concomitante con corticoides para suspender éstos tras 3-4 semanas y mantener el tratamiento con CsA tópica, que deberá prolongarse al menos 6-12 meses. Otros fármacos, como las tetraciclinas, son útiles en el manejo de la QCS, sobre todo cuando ésta se asocia a blefaritis y disfunción de glándulas de Meibomio, así como a defectos epiteliales persistentes o fenómenos de lisis corneal.

Tras un tratamiento inicial de 1-3 meses con dosis de 100 mg cada12-24 h, puede pasarse a una terapia de mantenimiento a bajas dosis (50 mg/dia) para reducir la toxicidad gastrointestinal del fármaco. Los ácidos grasos omega 3 y 6 son tratamientos coadyuvantes en casos de ojo seco asociado a disfunción de glándulas de Meibomio, cuyo uso puede permitir reducir los tratamientos antiinflamatorios concomitantes.

9. Intervenciones que reducen la evacuación lagrimal

El efecto buscado al ocluir los puntos o canalículos lagrimales es, con independencia de la técnica aplicada, conservar el componente acuoso de la lágrima que se haya disminuido por una destrucción o disfunción de los acinos glandulares. Este aumento en la cantidad y calidad del componente acuoso permite normalizar la osmolaridad alterada y, así, mejorar la sintomatología de muchos pacientes con ojo seco (*Gilbard JP, 1989*). Por otra parte, diferentes estudios hanconstatado que el tiempo de ruptura lagrimal, las tinciones vitales en la superficie ocular (S.O.) y la densidad de las células calciformes experimentan un cambio satisfactorio cuando se ocluye el drenaje lagrimal (*Kaido M, 2008, Willis RM, 1987; Lemp MA, 2007*) sin embargo, estos cambios no han sido demostrados para el test de Schirmer (*Tuberville AW, 1982; Burgess PI, 2008*).

9.1 Oclusión de los puntos y canalículos

La oclusión de los puntos y canalículos lagrimales no sólo aporta beneficios en el síndrome del ojo seco asociado o no a Sjögren, sino también en otro tipo de patologías de la S.O. donde los componentes de la lágrima pueden encontrarse alterados por diversas causas, como en la queratitis filamentosa, intolerancia a lentes de contacto, Stevens-Johnson, queratopatía neurotrófica, cirugía refractiva por láser, entre otras.

A pesar del beneficio documentado de los tapones lagrimales en el tratamiento del ojo seco moderado-severo, recientes trabajos sugieren que la absorción de la lágrima a través de los tejidos circundantes y vasos sanguíneos puede proporcionar un mecanismo de retroalimentación negativa en la regulación de su producción (*Lemp MA, 2007; Versura P, 1986*). Así, en un estudio llevado a cabo en pacientes con producción normal de lágrima, la colocación de tapones ocasionó un descenso en su producción dos semanas después (*Garcher C, 1998*). Por otra parte, el cierre de la vía lagrimal lleva consigo que aquellos agentes involucrados en la fisiopatología de la inflamación del ojo seco se mantengan en contacto con la S.O., incrementando todavía más la inflamación. Estos datos deben de ser tenidos en cuenta cuando valoremos la colocación de tapones lagrimales en este tipo de pacientes. Es importante saber que existen varios métodos para evitar el drenaje de la lágrima; unos utilizan técnicas de taponamiento reversibles, mientras que otros optan por medidas más definitivas. Estas últimas deben ser consideradas únicamente en pacientes con ojo seco severo.

Es importante establecer los criterios y contraindicaciones para la oclusión. La mejor indicación es, sin lugar a dudas, el ojo seco originado por la disminución del componente acuoso de la lágrima (*Balaram M, 2001; Rojo-Castellon P, 1999; Lemp M, 2007*), donde la colocación de tapones ayudará a preservar el remanente lagrimal. No obstante, no debemos de olvidar que todos los factores etiopatogénicos del ojo seco se hallan interrelacionados, por lo que cualquier ojo seco que carezca de respuesta a tratamientos farmacológicos habituales debe ser considerado candidato a su colocación.

Se han publicado diversos criterios que permiten evaluar la necesidad de ocluir la vía lagrimal. Unos valoran, sobre todo, la sintomatología presentada por el paciente y la cantidad de lágrima existente (*Dohlman CH, 1978; Knapp ME, 1989*), mientras que otros valoran la afectación corneal (*Tuberville AW, 1982; Muenzler WS, 1986*).

De forma general, podemos afirmar que un ojo seco moderado y severo, con datos de sintomatología y que no mejora con sustitutos lagrimales será candidato a la oclusión. De forma especial deberán ser considerados todos aquellos pacientes que, por presentar algún tipo de discapacidad, ya sea física o psíquica, no puedan realizar adecuadamente sus tratamientos.

Existen algunas circunstancias que podrían contraindicar su uso: la existencia de alergia a materiales de estos implantes, la presencia de un ectropión del punto lagrimal o la aparición de una obstrucción o infección aguda en la vía lagrimal.

Algunos autores sugieren también como contraindicación relativa la existencia de una inflamación activa en la S.O., dado que esta circunstancia no haría más que prolongar el contacto de citoquinas proinflamatorias con la conjuntiva y la córnea, por lo que en estos pacientes se recomienda tratar la inflamación con antiinflamatorios o corticoides locales previamente a la oclusión de los puntos o canalículos lagrimales.

Antes de indicar la oclusión, debemos comprobar la permeabilidad de la vía lagrimal. Es aconsejable comenzar con una oclusión reversible de un solo punto o canalículo, preferiblemente el inferior, dada su accesibilidad. Seguidamente, y dependiendo del bienestar mostrado por el paciente, se valorará bloquear el superior, así como colocar tapones de cierre permanente.

9.1.1 Oclusión con tapones lagrimales

Los tapones lagrimales son pequeñas prótesis biocompatibles que se insertan en el punto y/o canalículo de la vía lagrimal con el fin de impedir el drenaje de la lágrima.

Aunque los primeros tapones (*Fould W, 1961*) surgen hace unos 50 años, no será hasta 1975 cuando Freeman desarrolle el primer prototipo de tapones duraderos y reversibles para el tratamiento del ojo seco, que, además, servirán de modelo para futuros diseños.

Los materiales utilizados para su elaboración son diversos y dependerá de si se trata de tapones reabsorbibles o no reabsorbibles.

• Tapones reabsorbibles: Se denominan así porque evitan el drenaje de la lágrima por un periodo de tiempo determinado, que varía entre horas a varias semanas. Los más conocidos son los de colágeno de Herrick, pero existen otros. Los hay con una gran variedad de longitudes y grosores, oscilando entre 1,5-3 mm y 0,2-1 mm, respectivamente. Se suelen emplear, sobre todo, cuando queremos valorar los resultados antes de utilizar otras técnicas de oclusión más permanentes o definitivas. El cagut es un material complejo, cuyo componente esencial es el colágeno, que se ha empleado para fabricar, entre otras cosas, tapones lagrimales.

Cuando se utiliza para ocluir la vía lagrimal, se introduce éste a razón de 6-8 mm de longitud. En la actualidad, la utilización de colágeno derivado de bovinos está prohibida en Europa por su asociación con la encefaopatía espongiforme bovina. En USA se han desarrollado tapones de colágeno por ingeniería genética (Krause FE y Holbach LM, 2006). Otros materiales reabsorbibles son hidroxopropilcelulosa, la gelatina y los polímeros acrílicos hidrofóbico (Smart-plug). El primero de ellos se degrada rápidamente con la temperatura corporal, oscilando su permanencia entre 12 y 18 horas. La gelatina perdura algo más de tiempo, pero suele degradarse en el plazo de 3 a 7 días. Los tapones de polímeros son más duraderos que los anteriores y, además, se expanden, incrementando su diámetro una vez se introducen en el canalículo a temperatura corporal (36º C), debido a las propiedades termodinámicas de su componente acrílico-hidrofóbico.

- Tapones no reabsorbibles: A diferencia de los anteriores, la oclusión de la vía lagrimal es teóricamente permanente, aunque esta situación puede ser revertida. En este grupo podemos encontrar técnicas de taponamiento realizadas con materiales como el *N-butil-cianoacrilato* (adhesivo) o el polietileno, ambas en desuso hoy en día. Los tapones de silicona, en sus múltiples variantes (*Freeman, Herrick, Bernard-Fayet, Eagle Vision, ...*) son los más utilizados, dado su fácil manejo (tanto para su colocación como para su eliminación) y buena tolerancia. Existen tapones de silicona especialmente diseñados para ocluir el punto lagrimal y la porción vertical del canalículo (tapones puntales), y otros que se insertan en la porción horizontal (tapones canaliculares). Los tapones de cierre puntal tienen forma de diábolo, con una porción externa y otra interna más anchas que el cilindro que conforma su cuerpo, evitando así su extrusión o migración a través del canalículo.

- Tapón de silicon: Los tapones canaliculares tienen un diseño especial que recuerda al soporte de las pelotas de golf. Ambos tipos suelen colocarse con ayuda de un inyector. Otros materiales como el aletocolágeno o polímeros de hidrogel son menos utilizados, aunque no menos eficaces.
- La colocación de tapones lagrimales es algo sencillo, que se lleva a cabo en la propia consulta; utilizaremos para ello la lámpara de hendidura, lo que nos permitirá visualizar con mayor facilidad los puntos lagrimales e introducir el implante.
- Tapón de silicona en punto lagrimal: Antes de su colocación, aplicaremos anestésico tópico que evitará posibles molestias al paciente. Es aconsejable comenzar con implantes reabsorbibles, con el fin de valorar la mejoría del paciente; si esto no fuese posible, se debe empezar con la oclusión de uno de los puntos (el inferior) y, si esta medida no es suficiente, valorar el cierre.

La mera inspección nos indicará si el implante está correctamente colocado; no obstante, en caso de dudas podemos aplicar unas gotas de fluoresceína y observar con luz de cobalto si tiñe o no el interior del punto, o realizar una suave presión a nivel del saco lagrimal y observar si aparece reflujo lagrimal.

Las complicaciones relacionadas con la colocación de tapones lagrimales son relativamente infrecuentes y, por lo general, en el 80% de los casos su tolerancia es buena. A continuación se señalan algunas de las complicaciones más destacadas:

- La epífora o rebosamiento de la lágrima. Su causa no es únicamente el exceso de lágrima no drenada, sino que existe un estímulo secundario de tipo irritativo a nivel del interior del canalículo, que desencadena un parpadeo continuo y el roce del implante con la superficie conjuntival (Fayet B y cols., 1990; Reed S, 1993).
- Ruptura del anillo puntal: Está relacionada con la sobredilatación del punto lagrimal (Fayet B, 1990). Este hecho origina una escasa fijación del tapón y, por lo tanto, una posible extrusión futura.
- La canaliculitis o infección del canalículo es más frecuente cuando se colocan implantes largos y de bordes irregulares. Alrededor de la prótesis suele crearse un biofilm bacteriano que puede condicionar el desarrollo de posibles

infecciones y granulomas piógenos (Lemp MA, 2007; Fayet B, 1990).

- Extrusión e intrusión del tapón: La extrusión puede ser parcial (ocasionando una intolerancia por protusión del tapón) o total (pérdida del implante). La pérdida del tapón lagrimal suele deberse, bien a una sobredilatación del anillo puntal (Fayet B, 1990), a una atonía senil (Willis RM, 1987), o a un empuje por formación de un granuloma piogéno (Fayet B, 1991). El tapón inferior es el más extruido (existen tasas de hasta el 50%) y suele producirse de forma espontánea tras un tiempo después de su colocación (Lemp MA, 2007). La intrusión o migración del tapón suele producirse por una excesiva maniobra de empuje durante su colocación; habitualmente no es necesario retirarlo, salvo que origine molestias, pero si ello se requiere puede ser necesaria la intervención quirúrgica del conducto lacrimonasal.
- Lesión en cornea y conjuntiva: Se origina por un roce continuado de la cabeza del tapón con ambas estructuras de la S.O. Se trata de una complicación infrecuente y requiere su extracción (Fayet B, 1990; Nelson CC, 1991).
- **Picor y molestias en el canto interno.**

9.1.2 Oclusión térmica

El cierre definitivo de la vía lagrimal se consigue mediante dos métodos: los térmicos (basados en la emisión de calor local) o los quirúrgicos (asociados a una gran variedad de técnicas).

Los métodos térmicos originan la oclusión al producir un calentamiento importante de los tejidos circundantes, lo que provoca la destrucción y posterior creación de una cicatriz por retracción de las fibras de colágeno. La aplicación de calor puede ser realizada con diferentes utensilios.

- Cauterios: Los cauterios clásicos consistían en una sonda fina que se calentaba con fuego (pirocauterio). Hoy en día, los cauterios son instrumentos que utilizan como fuente de energía térmica la corriente eléctrica originada por una batería (galvano). El galvanocauterio es el instrumento más utilizado. Consta de un alambre en forma de U con un extremo doblado, que es el que se introduce en el canalículo. Introducción del cauterio en la porción vertical del canalículo. Para conseguir el cierre temporal del punto, basta con acercar o introducir ligeramente, durante un segundo, el cauterio, observándose un blanqueo del tejido.

Este blanqueo traduce la reacción inflamatoria acontecida, que puede ser muy variable, lo que sugiere poca predictibilidad de la técnica (*Putterman AM, 1991*).

Para el cierre permanente del conducto lagrimal debemos introducir su terminal 1-2 mm (porción vertical) o, como indican algunos autores, atravesar el canalículo horizontal hasta el saco lagrimal (aproximadamente unos 8 mm) para, seguidamente, aplicar un calor mantenido durante un par de segundos y retirar el terminal progresivamente. Existe una alta tasa de reaperturas (50%), que parecen deberse a una mala realización de la técnica, ya sea por la escasa aplicación de calor o por no haberse penetrado los suficientes milímetros a través del canalículo (Kapp y cols, 1989). Las complicaciones asociadas al galvanocauterio son escasas, pudiendo aparecer una dacriocistitis o una ligera retracción de la piel inferior del párpado.

- Diatermia: Su uso está más divulgado que el método anterior, existiendo diferentes modalidades de realización. En todas ellas es necesario infiltrar una pequeña cantidad de anestésico pericanalicular, con el fin de evitar un dolor innecesario al paciente. El principio físico en que se basa la diatermia es la corriente eléctrica alterna, por lo que es necesaria la existencia de los electrodos (uno activo y otro inactivo), siendo el electrodo activo el que se introduce en los tejidos a tratar (terminal muy fino). A diferencia del cauterio, el calor no se genera en el terminal, sino en los tejidos del paciente cuando por ellos pasa la corriente eléctrica.

Entre las distintas modalidades contamos con: la electrocoagulación, que es el tipo de diatermia más utilizada. Emplea corriente eléctrica alterna y consta de un electrodo inactivo que se coloca en contacto directo con el cuerpo del paciente (tronco, brazo, pierna), y de un electrodo activo que se introduce en el canalículo. El tiempo y la intensidad de corriente a aplicar dependen de cada diseño. La electrolisis es un tipo de diatermia monopolar que utiliza corriente continua. Cuando el electrodo activo es electropositivo (ánodo), origina una quemadura seca y retráctil y, cuando el activo es electronegativo (cátodo) la lesión originada es más edematosa y extensa. Al igual que en el procedimiento anterior, la mayor o menor permanencia del cierre dependerá de la profundidad a la que apliquemos la diatermia. Sus resultados son bastante impredecibles y sus reaperturas frecuentes (25%) (*Dolmann CH, 1978*). La electrodesecación y la electrofulguración son métodos prácticamente abandonados hoy en día.

La diatermia no está exenta de complicaciones y algunas han de considerarse importantes, como la creación de fístulas y la distorsión de los tejidos. Las reaperturas son también frecuentes, lo que hace que sea un método poco utilizado. Tanto con el galvanocauterio como con la diatermia el cierre será más o menos permanente, dependiendo de la profundidad a la que se introduzca el terminal y la cantidad de calor aplicado.

- Láser: Es una fuente de emisión de energía por calor. El láser argón es el utilizado para originar el cierre del punto lagrimal, aunque, paradójicamente, también puede emplearse para su reapertura. La técnica es sencilla, se realiza en la lámpara de hendidura y carece de efectos adversos.

Frente a estas ventajas se hallan ciertos inconvenientes, como la falta de consenso en los parámetros utilizados (*Rashid RC, 1981; Matta CS, 1989; Nelson CC, 1991*), una tasa de reaperturas no despreciable (85%), así como la imposibilidad de acceder a zonas más allá del punto lagrimal y/o tramo vertical del canalículo.

Todos estos métodos térmicos permanentes pueden ser revertidos, si fuese necesario, mediante una dilatación mecánica de la vía lagrimal (dilatadores) o con láser argón.

9.2 Cirugía canalicular

- Sutura de punto y/o canalículo lagrimal: La sutura del punto lagrimal ha de combinarse con la eliminación previa del epitelio (ya sea a través de raspado o diatermia), tanto a nivel del punto como a nivel de la porción vertical del canalículo, para que el cierre sea más eficaz.
- Extirpación canalicular: Existen varias formas de extirpar el canalículo. La más aceptada consiste en introducir una sonda a través del canalículo unos 2-3 mm y desgarrar su pared para, seguidamente, suturarlo.
- Eversión del punto lagrimal: Ideada por Murube en 1986 y denominada por el autor "trasferencia del punto a dique seco" (Murube J, 2007). Con esta técnica se desliza el punto lagrimal y el canalículo vertical fuera del menisco

lagrimal. La ventaja es que se trata de un procedimiento reversible.

- Parcheo del punto lagrimal: Fue descrita también por el autor anterior (Murube J, 1993), y se trata de ocluir el punto lagrimal con un fragmento de conjuntiva o piel autólogos. Para ello, se diseca una sección de 2 x 2 mm del epitelio peripuntal y después se recubre esa zona con un fragmento de conjuntiva o piel de 2,5 x 2,5 mm, que se sutura. Se puede utilizar tejido glandular sublingual y membrana amniótica.

9.3. Cisterniplastia

Consiste en la creación de una cavidad en el canto lateral, para aumentar la retención de lágrimas naturales y/o artificiales y prolongar su acción en el ojo. El ángulo externo de la hendidura palpebral o cisterna lagrimal almacena la mayor parte de la lágrima que se extenderá sobre la S.O. Técnicamente consiste en hacer un repliegue cutáneo en el ángulo externo, lo que aumenta su capacidad reteniendo más lágrima. En condiciones normales, el ojo contiene en su mar lagrimal 7 microlitros de lágrima (*una gota equivale a 30 microlitros, es decir, cuatro veces más que el mar lagrimal normal*). Con la cisternoplastia se consigue almacenar alrededor de 20 microlitros, frente a la cisterna normal que almacena 1 micrilitro (*Murube J, 2007*).

9.4. Dacriocistectomía

Es una intervención en la cual se elimina el saco lagrimal, y está especialmente indicada en pacientes con ojo seco severo. Su realización no es compleja y, además, es reversible, pero aún así no cuenta con muchos seguidores. Consiste en realizar una incisión profunda en el canto interno, más o menos a la altura del tendón cantal; una vez localizada la rama anterior del tendón y su inserción, si lo seccionamos encontraremos el saco lagrimal. El saco debe ser extraído íntegramente, no dejando restos mucosos que puedan hacer que se regenere (Murube J, 2007). La eliminación del saco evitará infecciones como la dacriocistitis aguda, tan frecuente en este tipo de pacientes.

10. Intervenciones que reducen el área de exposición de la superficie ocular

- Tarsorrafia. Consisten en la fusión quirúrgica del margen palpebral superior e inferior, con objeto de reducir la superficie de evaporación del ojo seco. Este tipo de cirugía está indicada en los ojos secos en grado 2 avanzado y grado 3.

Dependiendo de la enfermedad de base, la tarsorrafia puede ser temporal (dura aproximadamente entre 6 y 8 semanas) o permanente. Si se tiene en cuenta el lugar donde se realiza, se tratará de tarsorrafía medial (tercio interno del borde libre palpebral, pudiendo ser prepuntal o puntal), lateral (tercio externo), centrales (tercio medio) o total (totalidad del borde libre palpebral). En todas estas modalidades se requiere crear un área cruenta, denudando el epitelio del margen libre superior e inferior de la porción de los párpados que queremos unir quirúrgicamente entre sí, excepto en la tarsorrafía permanente, donde el tipo de cirugía es algo más compleja e involucra lamelas.

—La tarsorrafia medial se realiza en el canto interno del párpado y puede incluir o no los puntos lagrimales. Cuando no incluye los puntos lagrimales, se denomina prepuntal (Murube J, 1995) y, estéticamente, es un procedimiento aceptable. Para su realización, efectuamos una incisión de 3 mm de largo, 2 mm de ancho y de 1-2 mm de profundidad en los márgenes libres del párpado inferior y superior, enfrentadas entre sí y por delante de los puntos lagrimales; posteriormente las suturamos ambos márgenes. Si este procedimiento incluye a los puntos lagrimales (puntal), conseguiremos además evitar el drenaje de la lágrima (Roja P, 2007).

—Tarsorrafia lateral o externa. La incisión sobre la línea gris del margen palpebral de ambos párpados, debe de ser de 3-4 mm de longitud y profundizarse en dirección al tarso, prolongándose con dos incisiones perpendiculares para crear un colgajo tarsal. Seguidamente, se suturan los colgajos y, a continuación, la piel. Con este tipo de cirugía podemos lograr una importante reducción de la S.O., al descender el párpado entre 2-3 mm.

—Tarsorrafia central y total: La técnica es igual que la anterior, pero debe de incluir únicamente 3-4 mm de línea gris central o la longitud casi total.

Se reserva esta técnica para casos graves con complicaciones corneales.

- Ptosis inducida. Podemos producirla de forma transitoria, por la aplicación de toxina botulínica A, o permanente, por la colocación de un implante de oro en el párpado superior.

—Ptosis transitoria. Consiste en la inyección de toxina botulínica A en la porción central del músculo elevador del párpado superior a una dosis suficiente (10-15 UI) para causar su parálisis y, por lo tanto, la caída del párpado. Su acción dura de 6 a 8 semanas, por lo que si queremos prolongar su efecto deberemos realizar inyecciones repetidas.

—Ptosis permanente. Los implantes de oro o pesas se colocan inmediatamente por encima del tarso, entre el músculo orbicular y la aponeurosis del músculo elevador y originan un grado de ptosis variable, dependiendo del implante aplicado. En algunos casos puede producirse el desplazamiento o la extrusión de la pesa.

11. Intervenciones que permiten aportar fluidos similares a la lágrima

Son técnicas reservadas únicamente para pacientes con ojo seco muy severo y con una ausencia casi total de lágrima. Se trata de procedimientos complejos, pero que deben ser conocidos. Podemos agruparlos en dos grandes grupos: reservorios y cirugía de las glándulas salivares.

- Reservorios de lágrimas artificiales. En este tipo de cirugía se propone conectar reservorios externos, a través de tubos, al canto interno del ojo.

—Reservorios externos: Se han ideado diversos tipos de bombas de perfusión acopladas a gafas, collares, etc. Este tipo de reservorios han sido prácticamente abandonados.

—Reservorios internos: Bombas de perfusión subcutáneas.

Procedimiento quirúrgico ideado por Murube en 1997, en el que utiliza bombas de microperfusión lenta, con capacidad de entre 10-20 ml, cargadas de solución salina balanceada. Estas bombas, colgadas en el cuello a través de unos tubos, trasportan sustitutos lagrimales a la cuenca lagrimal. Es necesario que los tubos se introduzcan subcutáneamente para impedir su movilidad (habitualmente penetran por detrás de la oreja y llegan a la cuenca lagrimal atravesando el fórnix lateral). Tiempo después, el mismo autor (Murube J, 2003), observando ciertas complicaciones asociadas a la técnica anterior, propone otra ubicación distinta, la pared abdominal. El reservorio, programable según las necesidades, libera ininterrumpidamente lágrima artificial que sube a través de un tubo de silicona, el cual recorre el tejido subcutáneo del abdomen, tórax, cuello, dobla por detrás y encima de la oreja, sigue horizontalmente por la sien y penetra por debajo del párpado superior, donde se exterioriza en el fórnix conjuntival superior. El aspecto estético es aceptable y el paciente rellenará el reservorio de sustituto lagrimal con un simple pinchazo subcutáneo que penetra en él. La periodicidad de relleno será de 30 a 60 días, dependiendo de la capacidad del reservorio instaurado.

- Cirugía de las glándulas salivares: El principio básico es sustituir la ausencia de lágrima por fluido salival, secreción seroacuosa cuyas características bioquímicas son parecidas a las de la lágrima. Aunque existen ciertas diferencias interindividuales en cuanto a su composición, lo que se persigue básicamente de este fluido es el componente acuoso, común a ambos. Existen inconvenientes que debemos valorar al plantear este tipo de cirugía como son:

El pH diferente de la saliva, su viscosidad, la presencia de enzimas digestivas que pueden dañar la S.O. y, además, el hecho de que su flujo está regulado por el apetito y la masticación, lo que influirá sobre la humectación continua de la S.O.

—Transposición del conducto parotídeo. La glándula salival parotídea produce el 15% de la secreción salival (75 ml/día). En 1951, Filatov y cols. (Murube J, 2007) publicaron la transposición del conducto lagrimal parotídeo o de Stenon al fórnix conjuntival ínfero-lateral, para el tratamiento del ojo seco grave. Se trata de una técnica difícil de realizar, a pesar de haber sufrido varias modificaciones que la hacen más accesible, como son el abordaje por vía intrabucal y el alargamiento del conducto de Stenon con mucosa bucal. Esta técnica se reserva para casos muy graves, como son el síndrome de Stevens-Johnson, penfigoides cicatriciales, radiaciones de la glándula lagrimal principal, etc.

—Decantación interocular: Consiste en trasvasar la lágrima de un ojo a otro cuando uno tiene exceso de humectación.

Como la técnica anterior, este tipo de cirugía solo se lleva a cabo en casos reservados de ojo seco bilateral, y en los que se ha practicado previamente en uno de los ojos una transposición del conducto parotídeo (Murube J, 2004).

—Trasplante de glándulas salivares: Los primeros casos se publicaron en España en 1986, y desde entonces han sido repetidos por muchos autores. La glándula salival submandibular puede transplantarse a la fosa temporal, anastomosando sus vasos a los temporales superficiales, y conectando su conducto de desagüe al fórnix conjuntival lateral, donde verterá su secreción.

Las glándulas salivales mayores (parótida, submandibular, sublingual) y menores (labiales, palatinas, etc.) también pueden ser trasplantadas en pequeñas porciones bajo la conjuntiva de los párpados superior e inferior. Estas glándulas salivales trasplantadas quedan denervadas, por lo que sólo tienen secreción basal y no refleja; por ello, pueden estimularse con pilocarpina oral o en colirio. Además, los trasplantes glandulares son óptimos en personas con salivación normal o casi normal, y son menos útiles en los síndromes de Sjögren y demás alteraciones pan-exocrinas, pues en ellas las glándulas salivales también son hipofuncionantes.

12. Intervenciones para la estática y dinámica de los párpados

En ocasiones, a pesar de existir una secrección adecuada de la lágrima, la S.O. no es capaz de aprovecharla. Los factores que pueden entorpecer el camino de la lágrima en su recorrido interpalpebral normal son, sobre todo, el mal posicionamiento anatómico de los párpados y la ineficacia en su dinámica normal.

Cuando existen defectos de la estática palpebral como ectropión y entropión, o defectos de la dinámica palpebral como síndromes de laxitud palpebral, retracciones palpebrales o parálisis facial, es necesaria la corrección quirúrgica para solventar el defecto palpebral y mejorar la sintomatología derivada de los mismos.

Existen cirugías complejas que nos permiten aportar sustitutos lagrimales de forma continua. Este tipo de cirugía únicamente está indicada en sujetos con ojo seco muy grave.

Deberemos corregir todas las anomalías que afecten tanto al funcionamiento como a la correcta anatomía de los párpados, puesto que acentúan la sintomatología del ojo seco.

ASPECTOS CLAVE

1. Debemos, en un primer momento, dirigir el tratamiento a estabilizar la película lagrimal y a controlar la inflamación de la S.O.

2. La cirugía en el ojo seco debe de perseguir

Made in the USA
Monee, IL
04 November 2026

67387170R00056